FORMULAIRE

MÉDICAL

A L'USAGE DES DISPENSAIRES

DU

BUREAU DE BIENFAISANCE

DE NANTES,

Rédigé, sur la demande de l'Administration, par la
Section de Médecine de la Société Académique
du département de la Loire-Inférieure.

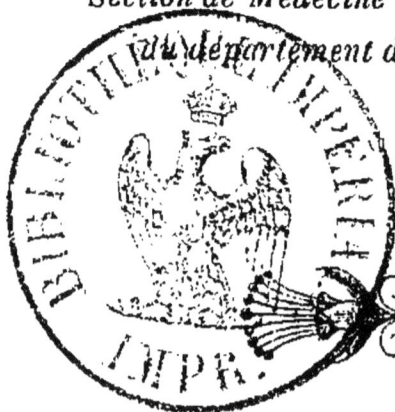

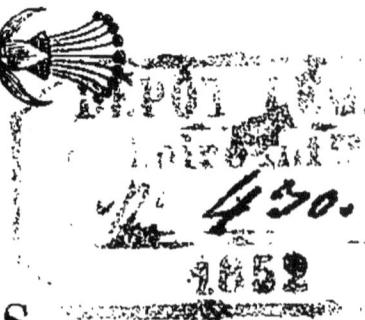

NANTES,

IMPRIMERIE DE Mme VEUVE C. MELLINET.

—

1852.

RAPPORT

A LA COMMISSION ADMINISTRATIVE

DU BUREAU DE BIENFAISANCE,

Au sujet de l'adoption d'un Projet de Formulaire

Médical.

———

MESSIEURS LES ADMINISTRATEURS,

Par délibération spéciale en date du 2 février 1852 , vous avez décidé que le Service pharmaceutique de vos Dispensaires se ferait désormais au moyen d'un Formulaire dont vous venez d'arrêter la publication.

En adoptant cette mesure, l'Administration n'avait point à créer un nouveau Service; le seul et unique but que vous ayez eu en vue, a été d'améliorer et de régulariser le Service médical et pharmaceutique qui existe déjà, et de rendre aussi fructueuses que possible les dispendieuses allocations que vous lui consacrez chaque année.

De tout temps, en effet, aux Dispensaires que le Bureau de Bienfaisance possède rue Saint-Vincent, à Sainte-Marie et près de l'Hôtel-Dieu, affluent chaque jour, en grand nombre, des formules et prescriptions diverses, attestant toute l'activité de ces Services, attestant aussi, avant tout, le dévouement charitable des Médecins de notre cité.

Offrir à ces honorables praticiens un recueil de formules et de prescriptions médicamenteuses qui eût le double mérite de rendre à la fois plus parfaite et plus économique la confection des médicaments, c'était assurément faire acte de bonne administration; c'était répondre, en même temps, aux généreuses intentions des Médecins qui vous prêtent, si persévéramment, leur concours et leur assistance.

L'opportunité d'un Formulaire médical admise en principe, par quel moyen acceptable pour tous, l'Administration pouvait-elle arriver à en établir la rédaction?

Il était évident que, dans cette circonstance encore, les Médecins seuls pouvaient vous offrir une coopération véritablement efficace.

L'Administration s'est plu à espérer qu'après lui avoir donné tant de gages de leur bienfaisance et de leur dévouement pour les pauvres, les Médecins de Nantes voudraient bien ajouter un nouveau titre à la reconnaissance qui leur est due, en prêtant à la Commission administrative leur concours bénévole, pour la composition du Formulaire en question.

C'est à la Section de Médecine de la Société Académique du département que, pour la rédaction de ce Formulaire, vous avez cru pouvoir vous adresser.

L'Administration a pensé qu'un Formulaire, rédigé par les soins de cette Société savante, offrirait toutes les garanties possibles, soit vis-à-vis des Administrateurs, soit vis-à-vis des Médecins eux-mêmes.

La Section de Médecine a bien voulu accueillir les propositions qui, au nom de l'Administration, lui ont été faites à ce sujet, et le Formulaire que vous adoptez aujourd'hui, est l'œuvre collective d'une Société qui peut, à bon droit, être considérée, comme représentant le corps médical de Nantes.

La Commission de Médecins et de Pharmaciens (¹) qui, nommée dans son sein, s'est chargée de la rédaction de ce travail important, s'est toujours inspirée de l'esprit et des intentions qui animaient les Administrateurs, dominés eux-mêmes par le désir de secourir, avec les allocations annuelles, le plus grand nombre de malades possible.

Voici dans quels termes s'exprime la Commission de la Section de Médecine au début du travail dont elle a bien voulu se charger et que je présente aujourd'hui à votre adoption.

« Dans ce travail, dit M. le Dr Champenois, rapporteur de la Commission (²), nous nous sommes efforcés de remplir les intentions du Bureau de Bienfaisance, en écartant du cadre des médicaments à employer tous ceux qui sont d'un prix trop élevé ou d'une utilité douteuse. »

(¹) Les membres de cette Commission étaient MM. Gély, Moriceau, Malherbe, Hélie, Blanchet, Maisonneuve, Champenois (rapporteur), docteurs en médecine ; MM. Maguero et Saillant, pharmaciens.

(²) Rapport de M. le docteur Champenois au nom de la Commission de la Section de Médecine chargée de composer un Formulaire médical.

« Nous avons pensé qu'il était possible de réduire les frais des Dispensaires en composant des formules simples et d'une exécution facile, tout en conservant le mode d'administration le moins désagréable pour les malades. »

« Pour rendre son travail plus facile en même temps que plus complet, la Commission a consulté les ouvrages du même genre que celui dont elle avait à s'occuper. Le nouveau Formulaire des hôpitaux de Nantes a été mis largement à contribution. Les Formulaires les plus récents ont été également consultés. »

« En outre, dans le but de ne rien oublier d'essentiel, la Commission a fait le dépouillement d'un grand nombre de formules reçues dans les Dispensaires de Nantes, et a pu se convaincre, par l'examen auquel elle s'est livrée, que le Formulaire qu'elle propose d'adopter, peut remplir presque toutes les indications qui se présentent habituellement dans l'exercice de la médecine chez les pauvres. »

« Cependant, comprenant qu'il se rencontre fréquemment des exigences particulières auxquelles le Formulaire même le plus complet ne saurait satisfaire ; considérant d'ailleurs que la plupart des formules qu'elle a adoptées ne peuvent convenir qu'aux adultes, la Commission a senti la nécessité de laisser aux médecins toute latitude pour les cas imprévus, et, dans ce but, elle a placé à la fin de son travail une liste des médicaments qui pourront être prescrits. »

« Le Bureau de Bienfaisance pourra, s'il le juge convenable, dit le rapporteur, inviter les Médecins à se conformer aux principes d'économie qui ont dirigé la Commission dans la rédaction des formules. Ainsi, les potions du Formulaire ne contiennent jamais plus de 30 grammes de sirop; elles ont pour véhicule l'eau commune, au lieu d'eau distillée simple ou d'eau distillée de tilleul, de laitue, etc., excipients qui, sans être d'un prix très-élevé, doivent cependant être écartés de la médecine des pauvres à cause de leur peu d'utilité. »

« Pour rendre ce recueil d'un usage facile, la Commission a adopté le mode de classification du Formulaire des hôpitaux de Nantes, en prenant pour base des divisions principales la forme des médicaments, et, pour celle des subdivisions, la nature des indications. »

« Chaque formule porte un titre qu'il suffira au Médecin de désigner sur son ordonnance. Cette manière simple et rapide d'écrire une prescription, l'indemnisera bien certainement du temps qu'il aura employé à prendre connaissance du Formulaire. »

« Du reste, ajoute le rapporteur, la Commission est persuadée que cette connaissance pourra s'acquérir sans peine, du moins pour les médicaments dont l'usage est pour ainsi dire journalier. Ce sont précisément ceux-là qui occupent le plus de place dans le travail dont il s'agit. La Commission a pensé, en effet, que ce Recueil devait surtout offrir aux Médecins un choix suffisant de formules usuelles et pratiques. »

« Le Formulaire se compose de deux parties distinctes : la première contient les médicaments pour l'usage interne ; la seconde, les médicaments pour l'usage externe. »

« La première partie est divisée en six chapitres : quatre sont consacrés aux remèdes de forme liquide, et renferment les *tisanes*, les *potions*, les *lavements* et les *solutions officinales*. Les deux autres chapitres contiennent les remèdes de forme solide, c'est-à-dire les *pilules* et les *poudres.*»

« Pour les tisanes, la Commission a adopté, presque sans modifications, celles du Formulaire des hôpitaux de Nantes. Elle s'est contentée de choisir, parmi les 41 tisanes qui sont formulées dans cet ouvrage, celles qui sont le plus usitées. Elle en a admis 25 ; ce sont : les tisanes d'orge et de chiendent, d'althéa, de gomme, etc.....»

« Le chapitre des potions renferme 27 formules de potions, y compris 2 loochs : le looch-blanc et le looch calmant. Les autres potions sont les suivantes : la potion gommeuse, la potion expectorante, les potions diffusible, stimulante, etc..»

« Un chapitre spécial a été consacré aux solutions officinales. Pour l'administration de certains médicaments énergiques, la Commission a composé des solutions normales, dans lesquelles le principe actif entre en proportion telle, que la solution puisse être administrée à la dose de 15 grammes ou d'une cuillerée à bouche. Cette dose d'une cuillerée à bouche a paru à la Commission la plus commode et la plus sûre pour prévenir les erreurs, que la solution soit délivrée

en certaine quantité à la fois au malade
lui-même, ou qu'elle serve simplement
dans l'officine à composer des potions. »

« Les solutions ainsi formulées sont
au nombre de trois : une solution d'iodure de potassium, une solution d'acide
arsénieux et une solution d'arséniate de
soude. Ces deux dernières entrent dans
la composition de deux de nos formules :
la tisane de Feltz et la potion fébrifuge
minérale. »

« La liqueur de Van-Swieten eût
trouvé place dans ce chapitre, si la formule de cette solution n'eût pas été dans
le Codex. La Commission s'est contentée
pour cette raison de la placer dans la
liste des médicaments simples ou offici-
naux. »

« Elle a, au contraire, donné la formule d'une autre solution mercurielle
qui n'est point dans le Codex et dont
l'usage est cependant très-répandu : c'est
la solution de Weikard. »

« Ce chapitre termine la série des
médicaments de forme liquide : vien-
nent ensuite les *pilules* et les *poudres*. »

« Les formules de pilules sont au
nombre de 43. Dans ce nombre, il y
en a beaucoup dans lesquelles le prin-

cipe médicamenteux est le même que
dans les potions dont nous avons parlé.
Mais d'autres pilules sont composées de
substances qui ne peuvent être adminis-
trées que sous cette forme ; telles sont
les pilules absorbantes de charbon, les
pilules d'aloès, celles de calomel composées, les bols fébrifuges de quinquina,
etc........»

« Quant aux formules de poudres, il
n'y en a que 4 seulement. C'est, en effet,
une forme de médicaments qui convient
peu aux malades de la classe pauvre ;
chez ces malades peu soigneux, les paquets de poudre sont presque toujours
administrés d'une manière très-inexacte ;
quelquefois même ils sont égarés ou
perdus dans la maison. Les seules formules admises par la Commission sont
les suivantes : une poudre purgative de
jalap et de calomel, une poudre anti-
gastralgique laxative de rhubarbe et de
magnésie, une poudre anti-chlorotique
de limaille de fer et de cannelle; et, enfin, une poudre vermifuge de calomel
et de semen-contra. »

« Ici se termine la première partie
du Formulaire, celle qui traite des médicaments qu'on administre à l'intérieur.»

« La seconde partie est un peu moins étendue que la première, elle renferme: les *gargarismes*, les *collyres*, les *lotions* et *fomentations*, les *liniments*, les *emplâtres*, les *cérats* et les *pommades*. »

« Il y a 6 formules de gargarismes, 7 de collyres, 4 de liniments, 4 formules d'emplâtres, et 33 formules de pommades, dont 4 de pommades antiophthalmiques. »

« Le chapitre des pommades est, comme on le voit, le plus étendu de toute cette seconde partie. La Commission s'est efforcée, en effet, de composer un choix de formules qui fût en rapport avec la fréquence des affections cutanées dans la classe de la société à laquelle est destiné ce Formulaire. »

« Le second chapitre se termine par des formules de bains et de douches: ce sont celles du Formulaire de l'Hôtel-Dieu. Les malades pauvres du dehors sont, en effet, admis actuellement à prendre des bains médicamenteux dans cet hôpital. »

« Dans le troisième cahpitre se trouve l'énumération des substances simples et des préparations officinales, que possèdent les Dispensaires du Bureau de Bienfaisance. »

« Vient enfin une table alphabétique destinée à faciliter les recherches. » (¹)

Telles furent, Messieurs les Administrateurs, les principales dispositions du rapport de la Commission médicale.

La Section de Médecine, après délibération, en adopta les conclusions.

Quelque complet que soit ce Formulaire, vous ne pouvez vous dissimuler qu'il y existe, relativement à l'emploi des sangsues, une regrettable lacune que l'exiguité de vos ressources pécuniaires ne vous a pas permis jusqu'à présent de combler. Vous vous êtes efforcé de suppléer autant que possible à ce que, sous ce rapport, le Formulaire présente d'insuffisant par un service de ventouses auquel vous avez voulu donner tout le développement et toute la perfection désirables.

Sauf l'emploi des sangsues, vous pouvez dire que toutes les ressources, que dans l'état actuel de la science la matière médicale et la thérapeutique mettent à la disposition du Médecin, se trouvent largement et abondamment consignées dans ce Formulaire.

(¹) *Dans chaque Dispensaire existe un dépôt d'appareils à fractures, de bandes, etc.*

Avec cette abondance de prescriptions et de substances médicamenteuses se rencontrent en même temps la simplicité et l'économie, deux conditions dans ce cas bien désirables, et qui n'ont, assurément, rien d'incompatible avec les exigences que vous vouliez satisfaire sur la plus large échelle.

Multiplicité, simplicité des formules, économie dans leur disposition et dans leur confection, tels sont donc les caractères qui distinguent et recommandent votre Formulaire médical.

Ce Formulaire, avec toutes ces garanties, peut, à juste titre et sans arbitraire de la part de l'Administration, (si limitée dans les ressources à consacrer à ce service), être présenté aux Médecins de Nantes comme obligatoire pour eux, sinon au point de vue littéral, absolu, du moins dans l'esprit qui préside à sa rédaction.

En adoptant un Formulaire pour votre service pharmaceutique et en le déclarant obligatoire au point de vue administratif, le Bureau de Bienfaisance n'a fait que suivre les exemples que, sous ce double rapport, lui donnent la plupart des établissements de secours soit hospitaliers soit à domicile, dont le service sanitaire et pharmaceutique se fait au moyen de Formulaires promulgués au nom de ces Administrations.

Si votre Formulaire est obligatoire pour les Médecins qui veulent bien donner leurs soins à vos pauvres, il va sans dire qu'il est la règle officielle et administrative qui devra guider les Sœurs qui sont chargées, dans vos Dispensaires, de la préparation et de la distribution des médicaments, et que, sous tous les rapports, ce Formulaire devient ainsi entre vos mains un moyen efficace de contrôle et de surveillance.

L'Administration croit de plus ajouter de nouvelles garanties à l'observance rigoureuse des prescriptions, en décidant que chacune des préparations médicamenteuses sortant des Dispensaires sera pourvue d'une étiquette reproduisant littéralement l'intitulé de la formule prescrite par le Médecin.

Ces explications diverses paraîtront sans doute aux Administrateurs du Bureau de Bienfaisance l'avant-propos naturel d'un recueil de formules et de prescriptions qui sera le manuel pharmaceutique de vos Dispensaires, et qui devient, en même temps, la règle à laquelle les

Médecins de Nantes, dans leurs rapports avec vos pauvres, sont priés de vouloir bien désormais se conformer.

La Commission administrative du Bureau de Bienfaisance adresse aux Médecins de Nantes ce Formulaire qu'elle tient des mains mêmes de la Section de Médecine. Elle est heureuse de pouvoir remercier ici publiquement cette Société savante du travail précieux qu'elle doit à son bienveillant concours.

La Commission administrative est heureuse aussi de trouver enfin une occasion de manifester tous les sentiments qui l'animent vis-à-vis du corps médical de notre cité, et de lui exprimer toute la gratitude dont elle est pénétrée pour les témoignages de bienfaisance dont il a donné tant de preuves, bienfaisance qui ne s'est jamais démentie et qui place les Médecins de Nantes parmi les plus infatigables coopérateurs de l'administration des secours à domicile.

Grâces encore une fois soient rendues à ces honorables praticiens au nom des pauvres qu'ils ont toujours soignés avec tant de dévouement, et dont les Administrateurs sont ici les interprètes.

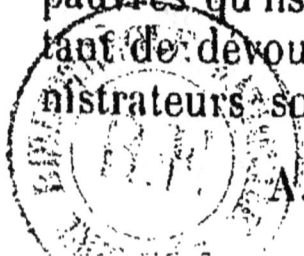

A. MARCÉ, *rapporteur.*

EXTRAIT

Du registre des délibérations du Bureau de Bienfaisance de Nantes (département de la Loire-Inférieure).

SÉANCE DU 2 NOVEMBRE 1852,

Présidée par M. Ferdinand Favre, Maire, Officier de la Légion-d'Honneur et Président-né du Bureau de Bienfaisance, et à laquelle assistaient MM. Marion, P. Métois, Jules Duval, A. Mariot et A. Marcé, administrateurs.

La Commission administrative, après avoir entendu M. A. Marcé dans son rapport;

Considérant qu'il est certain que le Formulaire rédigé par la Commission de la Section de Médecine de la Société Académique de Nantes doit procurer une notable économie dans le prix de chaque médicament, et permettre de soulager efficacement un plus grand nombre d'indigents malades, avec les faibles ressources que le budget permet de consacrer à cette partie du service;

Vu l'approbation donnée par M. le Préfet de la Loire-Inférieure, à ce tra-

vail, dans sa lettre du 24 septembre dernier;

Après en avoir mûrement délibéré;

ARRÊTE:

Le Rapport de M. Marcé et le Formulaire y indiqué sont définitivement adoptés;

A partir du 1er janvier prochain, les médicaments seront délivrés dans les Dispensaires du Bureau de Bienfaisance, conformément aux indications y contenues.

Un exemplaire sera envoyé à chacun des Médecins de la ville de Nantes, avec prière de faire concorder, autant que possible, ses prescriptions avec les indications de ce Formulaire.

En administration à Nantes, les jour, mois et an que dessus.

Le Maire de Nantes, président.

Signé: FERDINAND FAVRE.

Les administrateurs,

Signé: MARION, P. MÉTOIS, JULES DUVAL, A. MARIOT et A. MARCÉ.

Pour copie certifiée conforme.

Le Vice-Président du Bureau de Bienfaisance,

A. MARIOT

FORMULAIRE MÉDICAL
DU BUREAU DE BIENFAISANCE.

CHAPITRE PREMIER.

MÉDICAMENTS
Pour l'usage interne.

FORME LIQUIDE.

TISANES.

Tisanes émollientes et rafraîchissantes.

TISANE D'ORGE ET DE CHIENDENT.

Pr. Chiendent.................. 15 gram.
Réglisse effilée............ 10 gram.
Orge commune............. 5 gram.

Faites bouillir l'Orge et le Chiendent dans suffisante quantité d'eau pour obtenir 2 litres.

Ajoutez la Réglisse à la fin.

TISANE D'ALTHÉA.

Pr. Racine d'Althéa. .... 15 gram.

Faites bouillir dans suffisante quantité d'eau pour obtenir........ 1 litre.

Et ajoutez sirop de sucre.... 30 gram.

TISANE DE GOMME.

Pr.   Gomme................... 8 gram.

Faites fondre dans eau.... 1 litre.

Et ajoutez sirop de sucre.. 30 gram.

TISANE AMYLACÉE.

Pr.   Fécule de pommes de terre
ou amidon................ 2 gram.

Faites bouillir dans eau quantité suffisante pour obtenir.......... 1 litre.

Et ajoutez sirop de sucre... 30 gram.

TISANE DE GRAINE DE LIN.

Pr.   Graine de lin mondée....... 15 gram.

Faites bouillir dans eau quantité suffisante pour obtenir.......... 1 litre.

Et ajoutez sirop de sucre... 30 gram.

TISANE DE RIZ.

Pr.   Riz mondé et lavé.......... 10 gram.

Faites bouillir dans eau quantité suffisante pour obtenir.......... 1 litre.

Passez et ajoutez sirop de
sucre...................... 30 gram.

TISANE DE RIZ ET PAVOTS.

Ajoutez à la décoction de Riz capsules
de Pavots.................... 8 gram.

TISANE ALBUMINEUSE.

Pr. Blancs d'œufs............... nᵒ 6.
Eau froide................ 1 litre.

Passez et ajoutez eau de fleurs d'o-
ranger..................... 10 gram.
Sirop de sucre............. 45 gram.

LIMONADE TARTRIQUE.

Pr. Eau froide............... 1 litre.
Acide tartrique............ 1 g 50 c.
Sirop de sucre............ 30 gram.

LIMONADE SULFURIQUE.

Pr. Eau..................... 1 litre.
Acide sulfurique affaibli aux
$^3/_4$..................... 4 gram.
Sirop de sucre............ 45 gram.

Tisanes pectorales.

TISANE PECTORALE SUCRÉE.

Pr. Espèces pectorales ([1])...... 10 gram.

Faites infuser dans eau
bouillante:................ 1 litre.
Passez et ajoutez sirop de
sucre..................... 30 gram.

([1]) ESPÈCES PECTORALES :

Fleurs de Tussilage. . . . . .⎫
— Mauve.. . . . . . .⎬ aa. 2 parties.
— Guimauve.. . . . . .⎭
— Coquelicots. . . . . 1 partie.

TISANE PECTORALE MIELLÉE.

Remplacez, dans la formule précédente, le sirop par le miel.

TISANE DE MOUSSE PERLÉE.

Pr.   Mousse perlée............ 4 gram,

Lavez à froid, puis faites bouillir dans eau quantité suffisante pour obtenir..................... 1 litre.

Passez et ajoutez sirop de sucre.................... 45 gram.

Tisanes toniques.

TISANE AMÈRE.

Pr.   Racine de Gentiane...⎫
        Sommités de petite ⎬ aa. 5 gram.
        Centaurée. ....⎭

Faites bouillir dans eau quantité suffisante pour obtenir........... 1 litre.

Passez et ajoutez sirop de sucre.................... 45 gram.

TISANE ASTRINGENTE.

Pr.   Racine de Ratanhia........ 10 gram.

Faites infuser dans eau..... 1 litre.

Passez et ajoutez sirop de sucre.................... 45 gram.

TISANE DE HOUBLON.

Pr.   Fleurs de Houblon............ 10 gram.

Faites infuser dans eau bouillante............................ 1 litre.

Passez et ajoutez sirop de
sucre........................... 45 gram.

TISANE DE FEUILLES DE NOYER.

Pr.   Feuilles sèches de Noyer.... 10 gram.

Faites infuser dans eau bouillante........................... 1 litre.

Passez et ajoutez sirop de
sucre........................... 45 gram.

TISANE D'AUNÉE.

Pr.   Racine d'Aunée.............. 15 gram.

Faites bouillir dans eau quantité suffisante pour obtenir............. 1 litre.

Passez et ajoutez sirop de
sucre........................... 45 gram.

Tisanes diverses.

TISANE PURGATIVE.

Pr.   Pruneaux purgatifs........ 60 gram.
      Séné...................... 8 gram.
      Miel commun............... 30 gram.

Faites bouillir dans eau quantité suffisante pour obtenir............ 1 litre.

Passez.

TISANE DE CHIENDENT NITRÉE.

Pr.   Tisane d'Orge et de Chiendent.   1 litre.
       Azotate de Potasse............   1 gram.

TISANE SUDORIFIQUE.

Pr.   Râpure de Gayac............   30 gram.
       Sassafras coupé............   8 gram.
       Anis vert.................   4 gram.

Faites bouillir le Gayac dans eau quantité suffisante pour obtenir .... 1 litre.

Versez la décoction bouillante sur le Sassafras et l'Anis vert.

Laissez infuser et passez.

TISANE DÉPURATIVE.

Pr.   Feuilles de Saponaire.
                 de Scabieuse.   aa. 10 gram.
       Tiges de Douce-Amère.

Faites bouillir dans eau quantité suffisante pour obtenir .... 1 litre.

Passez et ajoutez sirop de sucre.................   30 gram.

TISANE DE FELTZ (RÉFORMÉE).

Pr.   Tisane sudorifique..........   2 litres.
       Solution d'Arséniate de Soude(1) 15 gram.

(1) Voyez cette solution page 26.

TISANE ANTI-SCORBUTIQUE.

Pr.   Tisane amère édulcorée..... 1 litre.
      Alcool de Cochléaria........ 15 gram.

TISANE CONTRE LE TOENIA.

Pr.   Écorce sèche de racine de
         Grenadier.............. 125 gram.

Faites bouillir dans un litre et demi d'eau jusqu'à réduction d'un tiers, et passez.

Trois verres par jour.

EAU DE GOUDRON.

Pr.   Goudron.................. 30 gram.
      Eau tiède................ q. s.

Lavez le goudron ; jetez l'eau, et ajoutez :

      Eau froide............... 1 litre.

Laissez macérer à froid en agitant le vase de temps en temps.

EAU IODÉE POUR BOISSON.

Pr.   Iode.................... 15 centi.
      Iodure de Potassium...... 60 centi.
      Eau..................... 1000 gram.

SUCS.

SUC FONDANT ET DÉPURATIF.

Pr. Fumeterre.......
Chicorée sauvage
  ou pissenlit.... } aa. parties égales.
Saponaire ....

Exprimez après contusion et filtrez.

POTIONS.

POTION GOMMEUSE.

Pr. Sirop de Gomme.......... 30 gram.
Eau .... 90 gram.
Eau de fleurs d'Oranger.... 2 gram.

LOOCH BLANC.

Pr. Sirop d'Orgeat............ 30 gram.
Gomme adragant............ 50 centi.
Eau de fleurs d'Oranger.... 2 gram.
Eau ....100 gram.

F. S. A.

LOOCH CALMANT.

Ajoutez au précédent :

Laudanum de Rousseau...... 5 goutt.

POTION EXPECTORANTE.

Pr. Potion gommeuse.
Oxymel scillitique.......... 15 gram.
Kermès..................... 5 centi.

POTION TONIQUE (POTION CORDIALE).

Pr. Sirop de Gentiane.......... 30 gram.
Vin rouge............... 60 gram.
Eau distillée de Menthe.... 30 gram.

POTION DIFFUSIBLE.

Pr. Potion gommeuse.
Acétate d'Ammoniaque..... 4 gram.

POTION STIMULANTE (POTION CARMINATIVE).

Pr. Sirop de Menthe.......... 30 gram.
Eau................... 90 gram.
Teinture de cannelle. ...... 5 gram.

POTION ASTRINGENTE.

Pr. Tannin................. 50 centi.
Eau................... 90 gram.
Sirop de Coings. .... 30 gram.

POTION ANTI-SPASMODIQUE.

Pr. Ether sulfurique.......... 20 goutt.
Eau................... 90 gram.
Sirop de fleurs d'Oranger. .. 30 gram.

POTION A L'ASSA-FŒTIDA.

Pr. Assa-Fœtida............. 1 gram.
Eau................... 90 gram.
Jaune d'œuf............... 1/2
Sirop de fleurs d'Oranger.... 30 gram.

POTION ANTI-SPASMODIQUE CALMANTE.

Ajoutez à la potion anti-spasmodique :
Laudanum de Rousseau..... 5 goutt.

POTION CALMANTE.

Pr.   Potion gommeuse.
     Laudanum de Rousseau..... 5 goutt.

POTION LAUDANISÉE.

Pr.   Potion gommeuse.
     Laudanum de Sydenham.... 20 goutt.

POTION SÉDATIVE.

Pr.   Eau distillée de Laitue..... 90 gram.
     — de Laurier-Cerise...... 10 gram.
     Sirop de fleurs d'Oranger.... 30 gram.

POTION ABSORBANTE.

Pr.   Bi-Carbonate de Soude..... 2 gram.
     Eau...................... 90 gram.
     Sirop de Menthe........... 30 gram.

POTION A L'EAU DE CHAUX.

Pr.   Eau de chaux filtrée....... 60 gram.
     Eau distillée de Mélisse..... 30 gram.
     Sirop de sucre............. 30 gram.

POTION ANTI-ÉMÉTIQUE.

Pr.   Eau...................... 90 gram.
     Sirop de fleurs d'Oranger... 30 gram.
     Acide tartrique........... 75 centi.
     Bi-Carbonate de Soude.... 1 gram.

Mettez en dernier lieu le Bi-Carbonate
de Soude, et bouchez aussitôt.

POTION CONTRO-STIMULANTE KERMÉTISÉE.

Pr.   Potion gommeuse.
     Kermès................... 60 centi.

POTION STIBIÉE.

Pr. Tartre stibié. .... 40 centi.
     Eau...................... 90 gram.
     Sirop de fleurs d'Oranger... 30 gram.

POTION A L'OXYDE BLANC D'ANTIMOINE.

Pr. Antimoine diaphorétique lavé. 4 gram.
     Potion gommeuse.

POTION ÉMÉTIQUE COMPOSÉE.

Pr. Tartre stibié.............. 10 centi.
     Eau...................... 90 gram.
     Sirop d'Ipécacuanha........ 30 gram.

POTION PURGATIVE.

Pr. Manne en sorte............ 30 gram.
     Sulfate de Soude...... }
     Feuilles de Séné...... } aa. 10 gram.
     Anis vert................. 1 gram.
Faites infuser dans eau bouillante. ....120 gram.
     Passez.

POTION DIURÉTIQUE.

Pr. Feuilles de Digitale........ 60 centi.
Faites infuser dans eau bouil-
lante...................... 90 gram.
     Passez et ajoutez Nitrate de Po-
tasse...................... 2 gram.
     Sirop des 5 racines........ 30 gram.

POTION FÉBRIFUGE.

Pr. Sulfate de quinine.......... 60 centi.
     Eau...................... 80 gram.
     Sirop tartrique............ 30 gram.

POTION FÉBRIFUGE OPIACÉE.

Ajoutez à la précédente :
Laudanum de Rousseau. . . .   5 goutt.

POTION FÉBRIFUGE MINÉRALE.

Pr.   Solution arsénicale (1). . . . .   15 gram.
Eau distillée de Menthe. . . . .   30 gram.
Eau distillée simple. . . . .   50 gram.
Sirop de sucre. . . . .   30 gram.

POTION VERMIFUGE.

Pr.   Absinthe marine. . . . .   8 gram.
Eau bouillante. . . . .   90 gram.
Faites infusez ; passez et ajoutez :
Sirop vermifuge (2). . . . .   30 gram.

LAVEMENTS.

LAVEMENT ÉMOLLIENT.

Pr.   Graine de Lin, une cuillerée à café
ou. . . . .   5 gram.
Faites bouillir dans décoction émolliente (3). . . . . .500 gram.

LAVEMENT D'AMIDON.

Pr.   Amidon. . . . .   5 gram.
Eau. . . . . .500 gram.
Faites bouillir jusqu'à dissolution.

(1) Voyez cette solution page 26.
(2) Voyez ce sirop page 27.
(3) Voyez cette décoction page 41.

LAVEMENT ALBUMINEUX.

Pr. Eau......................... 500 gram.
Blancs d'œufs............... n° 6

LAVEMENT HUILEUX.

Pr. Huile d'olive.............. 30 gram.
Lavement émollient.........500 gram.

LAVEMENT CALMANT.

Pr. Graine de Lin............... 1 gram.
Tête de Pavots............... 2 gram.
Eau........................100 gram.

LAVEMENT LAUDANISÉ.

Pr. Lavement d'Amidon.........100 gram.
Laudanum de Sydenham..... 8 goutt.

LAVEMENT DE BELLADONE.

Pr. Extrait de Belladone......... 25 milli.
Eau....................... 60 gram.
Dissolvez.

LAVEMENT ASTRINGENT.

Pr. Tan...................... 30 gram.
Eau......................500 gram.
Faites bouillir ; passez.

LAVEMENT DE RATANHIA.

Pr. Ecorce de racine de Ratanhia concassée...................... 30 gram.

Faites bouillir dans eau.....500 gram.
Passez et ajoutez Teinture de Ratanhia...................... 15 gram.

LAVEMENT DE VALÉRIANE.

Pr. Racine de Valériane concassée. 10 gram.
  Faites infuser dans eau bouil-
  lante............................150 gram.
  Passez.

LAVEMENT D'ASSA-FOETIDA.

Pr. Assa-Fœtida................. 2 gram.
  Jaune d'œuf..................n° 1.
  Eau........................125 gram.

LAVEMENT CAMPHRÉ.

Pr. Camphre.................... 1 gram.
  Jaune d'œuf..................n° 1.
  Eau........................125 gram.

LAVEMENT CARMINATIF.

Pr. Fleurs de Camomille........ 15 gram.
  Eau bouillante...........500 gram.
  Passez.

LAVEMENT MIELLÉ.

Pr. Miel commun............... 60 gram.
  Eau........................500 gram.

LAVEMENT DE MIEL DE MERCURIALE.

Pr. Miel de Mercuriale......... 60 gram.
  Décoction émolliente........500 gram.

LAVEMENT A L'HUILE DE RICIN.

Pr. Huile de Ricin............. 30 gram.
  Jaune d'œuf..................n° 1.
  Décoction émolliente.......250 gram.

LAVEMENT PURGATIF.

Pr.   Feuilles de Séné...... } aa. 15 gram.
      Sulfate de Soude......

Faites bouillir dans eau quantité suffisante pour obtenir...... 500 gram.

LAVEMENT PURGATIF DES PEINTRES.

Pr.   Feuilles de Séné.............. 15 gram.

Faites bouillir dans eau...... 500 gram.

Passez et ajoutez Jalap pulvérisé................... 2 gram.

    Sel marin............... 30 gram.

LAVEMENT FÉBRIFUGE.

Pr. Sulfate de Quinine....... 30 centi.
    Eau simple............. 60 gram.
    Gomme arabique......... 6 gram.

On n'ajoutera du Laudanum que sur la demande du médecin.

LAVEMENT VERMIFUGE.

Pr. Rhizômes de fougère mâle coupés................. 15 gram.

Faites bouillir dans eau quantité suffisante pour obtenir.... 400 gram.

Versez sur Absinthe marine. 10 gram.

Passez et ajoutez Huile de Ricin................... 30 gram.

Ce lavement ne sera administré aux enfants que par demi ou par quart.

SOLUTIONS OFFICINALES.

SOLUTION DE WEIKARD.

Pr.   Eau distillée.............. 95 gram.
      Eau distillée de Cannelle... 25 gram.
      Sublimé................... } aa 40. c.
      Chlorhydrate d'ammoniaque)
      Laudanum de Sydenham..... 4 gram.

SOLUTION IODURÉE.

Pr.   Iodure de Potassium......... 5 gram.
      Eau distillée..............500 gram.

Aux enfants scrofuleux : une ou deux cuillerées à bouche par jour dans une demi-tasse de tisane ou de lait.

SOLUTION ARSÉNICALE.

Pr.   Acide arsénieux............ 5 centi.
      Eau distillée.............150 gram.

15 grammes de cette solution représentent 15 milligr. d'Acide arsénieux.

SOLUTION D'ARSÉNIATE DE SOUDE.

Pr.   Arséniate de Soude......... 15 centi.
      Eau distillée.............150 gram.

15 grammes de cette solution contiennent 15 millig. d'Arséniate de Soude.

SIROPS.

SIROP DÉPURATIF.

Pr. Fumeterre.............
Scabieuse............. } aa. 60 gram.
Saponaire.........
Fleurs de Pensées sauvages. 20 gram.

Toutes les substances en poudre grossière seront traitées par déplacement avec quant. suff. d'eau pour obtenir 1 litre de macéré, et on ajoutera :

Sucre.................... q. s.
Pour un sirop.

SIROP VERMIFUGE (Boullay).

Pr. Mousse de Corse..........160 gram.
Acore................
Angélique............ } aa. 30 gram.
Séné................

Faites bouillir la mousse de Corse dans 1,000 grammes d'eau, jusqu'à réduction de moitié ; versez le décocté bouillant sur les autres substances ; laissez infuser 12 heures ; passez avec expression ; ajoutez 1,000 grammes de sucre à la liqueur et faites un sirop.

Dose : 1 à 2 cuillerées à bouche.

VINS.

VIN FÉBRIFUGE.

Pr. Racine de Gentiane pulvé-
       risée.....................125 gram.
     Fleurs de Camomille....... 30 gram.
     Ecorces d'Oranges amères. . 15 gram.
     Alcool à 21°...............200 gram.
     Vin blanc.................1000 gram.

Préparez par déplacement.

VIN DIURÉTIQUE ET PURGATIF (Debreyne).

Pr. Jalap concassé....... } aa. 8 gram.
     Scille.............. }
     Nitrate de Potasse......... 15 gram.

Faites tremper pendant 24 heures
dans vin blanc............... 1 litre.
  Dose : 30 à 120 grammes par jour en
3 fois.

BIÈRES.

BIÈRE ÉCONOMIQUE.

Pr. Eau.....................100 litres.
     Mélasse.................2 k. 500 g.
     Fleurs de Houblon.........100 gram.
     Racine de Gentiane concassée. 50 gram.
     Levure de Bière............. 50 gram.

Faites infuser le Houblon et la Genliane dans 15 à 20 fois leur poids d'eau bouillante; passez. Délayez la Mélasse dans l'eau, la levure de Bière dans une autre partie d'eau ; versez dans un tonneau; agitez.

FORME SOLIDE.

PILULES ET BOLS.

PILULES EXPECTORANTES.

Pr.   Gomme Ammoniaque.. ⎱ aa. 1 gram.
      Extrait de Genièvre.. ⎰
      Savon amygdalin.......... 2 gram.
      Poudre de Réglisse........ q. s.

Pour 20 pilules, à prendre 3 par jour.

PILULES EXPECTORANTES ET CALMANTES.

Pr.   Kermès minéral....... ⎱ aa. 50 centi.
      Extrait de Jusquiame... ⎰
      Extrait d'Aunée............ 1 gram.
      Poudre de racine d'Aunée.... q. s.

Pour 20 pilules, à prendre 3 par jour.
Chaque pilule contient 25 milligr. de Kermès et 25 milligr. d'ext. de Jusquiame.

PILULES TONIQUES ET LAXATIVES.

Pr. Aloès.................... 1 gram.
Extrait de Menyanthe..
Extrait de Gentiane... } aa. 2 gram.

Pour 20 pilules, 3 par jour.

PILULES TONIQUES ET CALMANTES.

Pr. Poudre de Colombo........ 3 gram.
Cannelle pulvérisée.......... 50 centi.
Extrait thébaïque.......... 10 centi.
Miel.................... q. s.

Pour 20 pilules, qu'on administrera
au moment du repas, au nombre de 3 à
6 par jour.

PILULES FONDANTES.

Pr. Extrait de Ciguë.......... 50 centi.
Savon amygdalin.......... 3 gram.
Extrait de Chicorée........ q. s.

Pour 20 pilules. 2 à 6 par jour; pro-
gressivement.

PILULES ASTRINGENTES.

Pr. Extrait de Ratanhia... }
Cachou pulvérisé...... } aa. 2 gram.
Miel.................... q. s.

Pour 20 pilules.

PILULES ASTRINGENTES OPIACÉES.

Pr. Alun.................. }
Cachou.............. } aa. 2 gram.
Extrait d'Opium........... 20 cent.
Miel.................... q. s.

Pour 20 pilules; 4 à 6 par jour.

PILULES D'ACÉTATE DE PLOMB.

Pr.   Acétate de plomb cristallisé.. 2 gram.
Miel................. $\left.\vphantom{\begin{matrix}a\\b\end{matrix}}\right\}$ aa. q. s.
Poudre de Guimauve..

Pour 20 pilules.

PILULES ANTI-SPASMODIQUES.

Pr.   Castoreum...........
Assa-Fœtida......... $\left.\vphantom{\begin{matrix}a\\b\\c\end{matrix}}\right\}$ aa. 2 gram.
Extrait de Valériane...

Pour 20 pilules.

PILULES D'EXTRAIT THÉBAÏQUE.

Pr.   Extrait thébaïque......... 1 gram.
Pour 40 pilules.

PILULES D'OPIUM ET DE MORPHINE
(BRETONNEAU).

Pr.   Chlorhydrate de Morphine.. 5 centi.
Extrait thébaïque.......... 10 centi.
Miel................. $\left.\vphantom{\begin{matrix}a\\b\end{matrix}}\right\}$ aa. q. s.
Poudre de Guimauve..

Pour 40 pilules.

PILULES DE BELLADONE (BRETONNEAU).

Pr.   Extrait de Belladone....... 5 centi.
Racine de Belladone pulvérisée. 10 centi.
Sirop de miel............. q. s.

Pour 15 pilules. D'une à 3 par jour.

PILULES DE CAMPHRE OPIACÉES.

Pr. Camphre............. $\Big\}$ aa. 2 grain.
Nitrate de Potasse....
Extrait thébaïque.......... 20 cent.
Miel.................... q. s.

Pour 20 pilules.

PILULES ABSORBANTES DE CHARBON.

Pr. Charbon végétal pulvérisé, lavé
et porphyrisé........... 10 gram.
Cannelle pulvérisée........ 50 centi.
Miel.................... q. s.

Pour 50 pilules. De 4 à 10 par jour.

PILULES CONTRO-STIMULANTES.

Pr. Tartre Stibié............. 50 centi.
Miel................. $\Big\}$ aa. q. s.
Poudre de Guimauve..

Pour 10 pilules.

PILULES CONTRO-STIMULANTES OPIACÉES.

Ajoutez à la formule précédente 5 centigrammes d'Extrait thébaïque.

PILULES DE KERMÈS.

Pr. Kermès minéral........... 1 gram.
Miel............... $\Big\}$ aa. q. s.
Poudre de Guimauve..

Pour 20 pilules.

PILULES D'OXYDE BLANC D'ANTIMOINE.

Pr.   Oxyde blanc d'Antimoine....   5 gram.
     Miel.......................⎫
     Poudre de Guimauve..⎰ aa. q. s.

Pour 50 pilules.

PILULES D'HUILE DE CROTON.

Pr.   Huile de Croton Tiglium.....   2 goutt.
     Poudre de Guimauve......   1 gram.
     Miel....................   q. s.

Pour 8 pilules. Une de quart d'heure en quart d'heure, jusqu'à effet purgatif.

PILULES D'ALOÈS.

Pr.   Aloès succotrin...........   2 gram.
     Miel.....................   q. s.

Pour 20 pilules.

PILULES DE CALOMEL COMPOSÉES.

Pr.   Calomel à la vapeur........   50 centi.
     Jalap.....................   1 gram.
     Aloès.....................   50 centi.
     Essence d'Anis............   2 goutt.
     Miel.....................⎫
     Poudre de Guimauve..⎰ aa. q. s.

Pour 10 pilules. De 4 à 8.

PILULES DIURÉTIQUES.

Pr.   Scille pulvérisée..........   1 gram.
     Feuilles de Digitale pulvérisée. 1 gram.
     Extrait d'Aunée...........   2 gram.

Pour 20 pilules. De 3 à 6 par jour.

PILULES EMMÉNAGOGUES.

Pr. Huile essentielle de rue. ⎫
De Sabine.......... ⎬ aa. 5 goutt.
Poudre de Guimauve.. ⎫
Miel............... ⎬ aa. q. s.

Pour 20 pilules.

PILULES EMMÉNAGOGUES PURGATIVES.

Pr. Aloès succotrin........... 1 gram.
Absinthe pulvérisée... ⎫
Poudre de Sabine..... ⎬ aa. 2 gram.
Sirop d'Absinthe......... q. s.

Pour 20 pilules.

PILULES FÉBRIFUGES.

Pr. Sulfate de Quinine........... 1 gram.
Poudre de Guimauve.. ⎫
Miel............... ⎬ aa. q. s.

Pour 10 pilules.

PILULES FÉBRIFUGES OPIACÉES.

Ajoutez à la formule précédente :
Laudanum de Rousseau... 5 goutt.

BOLS FÉBRIFUGES.

Pr. Quinquina jaune pulvérisé... 30 gram.
Sous-carbonate de Potasse.. 4 gram.
Chlorhydrate d'Ammoniaque. 2 gram.
Sirop d'A'bsinthe.......... q. s.

Pour 60 bols.

BOLS DE CAMOMILLE.

Pr. Poudre de fleurs de Camomille. 30 gram.
Miel................... q. s.

Pour 60 bols.

PILULES VERMIFUGES.

Pr. Semen-contra pulvérisé..... 2 gram.
    Calomel à la vapeur......... 1 gram.
    Extrait d'Absinthe......... q. s.

Pour 20 pilules.

PILULES ANTI-SYPHILITIQUES.

Pr. Bi-chlorure de Mercure.... 10 centi.
    Extrait thébaïque.........: 30 centi.
    — de Douce-Amère.... 4 gram.

Pour 30 pilules. Dose : 1 à 3 par jour.

PILULES DE CYANURE DE MERCURE.

Pr. Cyanure de Mercure....... 10 centi.
    Extrait d'Aconit-Napel..... 50 centi.
    — de Douce-Amère.... 4 gram.

Pour 30 pilules.

PILULES DE PROTO-IODURE DE MERCURE.

Pr. Proto-iodure de Mercure.... 2 gram.
    Extrait thébaïque.......... 40 centi.
    — de Douce-Amère.... 4 gram.

Pour 40 pilules. D'abord une, puis 2 par jour.

PILULES DE BI-IODURE DE MERCURE.

Pr. Bi-iodure de Mercure...... 10 centi.
    Extrait thébaïque.......... 40 centi.
    — de Douce-Amère... 2 gram.

Pour 40 pilules. Dose : 1 à 4 par jour.

PILULES ANTI-BLENNORRHAGIQUES.

Pr. Baume de Copahu. .... 10 gram.
     Poivre Cubèbe pulvérisé.... 8 gram.
     Magnésie calcinée........... q. s.

Pour 50 pilules. 25 par jour.

PILULES BALSAMIQUES ASTRINGENTES.

Pr. Térébenthine cuite.... }
     Sous-Carbonate de fer. { aa. 5 gram.
     Extrait de Ratanhia........ 2 g. 50 c.
     Sirop de Cachou........... q. s.

Pour 50 pilules. De 5 à 10 par jour
contre la blennorrhée et la leucorrhée
chronique.

PILULES DE LIMAILLE DE FER.

Pr. Limaille de fer en poudre fine. 20 gram.
     Cannelle pulvérisée........ 4 gram.
     Miel....... .... q. s.

Pour 100 pilules.

PILULES DE LIMAILLE DE FER OPIACÉES.

Ajoutez à la formule précédente :
     Extrait thébaïque......... 50 centi.

PILULES DE FER ET D'ALOÈS.

Ajoutez aux pilules de limaille de fer :
     Aloès....................... 2 g. 50 c.

PILULES DE FER TONIQUES.

Pr.   Limaille de fer en poudre fine. 10 gram.
Extrait de Gentiane..... } aa.   5 gram.
—   d'Aunée..... }

Pour 100 pilules.

PILULES DE TARTRATE FERRICO-POTASSIQUE.

Pr.   Tartrate ferrico-potassique. 20 gram.
Miel................. } aa.   q.   s.
Poudre de Guimauve.. }

Pour 100 pilules.

PILULES ANTI-DYSSENTÉRIQUE (DE SEGOND).

Pr.   Ipécacuanha............... 40 centi.
Calomel................ 20 centi.
Extrait thébaïque......... 10 centi.
Miel................... q. s.

Pour 8 pilules.

PILULES ANTI-SCROFULEUSES.

Pr.   Extrait de feuilles de Noyer } aa. 10 gram.
Extrait de Houblon..... }
Poudre de feuilles de Noyer.   q.   s.

Pour 50 pilules.

PILULES DE STRYCHNINE (MAGENDIE).

Pr.   Strychnine;............... 5 centi.
Conserve de roses........ 2 gram.

Pour 20 pilules.

PILULES DE NOIX VOMIQUE.

Pr. Extrait alcoolique de Noix
vomique................... 50 centi.
    Poudre de Valériane........ q. s.
Pour 20 pilules.

POUDRES.

POUDRE PURGATIVE.

Pr. Calomel à la vapeur........ 30 centi.
    Jalap pulvérisé........... 2 gram
En 3 doses.

POUDRE ANTI-GASTRALGIQUE LAXATIVE.

Pr. Rhubarbe pulvérisée....... 4 gram.
    Magnésie calcinée......... 2 gram.
Pour 10 paquets, 1 à 2 par jour.

POUDRE ANTI-CHLOROTIQUE.

Pr. Limaille de fer........... 10 gram.
    Cannelle pulvérisée........ 2 gram.
Pour 40 paquets.

POUDRE VERMIFUGE.

Pr. Semen-contra pulvérisé.... 4 gram.
    Calomel................... 15 centi.
En 3 doses.

CHAPITRE SECOND.

MÉDICAMENTS

Pour l'usage externe.

GARGARISMES.

GARGARISME ÉMOLLIENT.

Pr. Racine de Guimauve....... 8 gram.
     Eau bouillante............250 gram.

Faites bouillir et ajoutez :

Sirop de miel............. 30 gram.

GARGARISME CALMANT.

Ajoutez au précédent :

Laudanum de Rousseau.... 8 goutt.

GARGARISME ACIDULÉ.

Ajoutez au gargarisme émollient :

Vinaigre .... 15 gram.

GARGARISME ASTRINGENT.

Pr. Alun pulvérisé........... 4 gram.
     Miel rosat............... 30 gram.
     Eau.....................250 gram.

Dissolvez et filtrez.

GARGARISME ANTI-SCORBUTIQUE.

Ajoutez au précédent :

    Alcool de Cochléaria........ 15 gram.

GARGARISME DÉTERSIF.

Pr.   Borax.................... 10 gram.
        Miel rosat............... 30 gram.
        Eau.....................250 gram.

COLLUTOIRES.

COLLUTOIRE ASTRINGENT.

Pr.   Alun pulvérisé........... 4 gram.
        Miel rosat............... 15 gram.

Mêlez.

COLLUTOIRE DÉTERSIF.

Pr.   Acide chlorydrique........ 2 gram.
        Miel rosat............... 15 gram.

COLLYRES.

COLLYRE ÉMOLLIENT.

Pr.   Décoction émolliente (¹)....125 gram.

COLLYRE CALMANT.

Ajoutez au précédent :

    Laudanum de Rousseau...... 8 goutt.

(¹) Voyez cette décoction, page 41.

COLLYRE ASTRINGENT.

Pr.   Sulfate de zinc............... 30 centi.
Eau distillée..................125 gram.

COLLYRE A L'ACÉTATE DE PLOMB.

Pr.   Acétate de Plomb cristallisé. 50 centi.
Eau distillée..................125 gram.

COLLYRE A LA PIERRE DIVINE.

Pr.   Pierre divine............... 50 centi.
Eau distillée..................125 gram.

COLLYRE A L'AZOTATE D'ARGENT.

Pr.   Azotate d'argent cristallisé.. 5 centi.
Eau distillée.............. 30 gram.

Dissolvez et filtrez.

COLLYRE SEC DE DUPUYTREN.

Pr.   Tutie...................
Calomel................. } aa. 2 gram.
Sucre pulvérisé.........

LOTIONS ET FOMENTATIONS.

DÉCOCTION ÉMOLLIENTE.

Pr.   Feuilles de Mauve......... 30 gram.

Faites bouillir dans eau q. s. pour
obtenir un litre de décoction.
Passez.

EAU SÉDATIVE.

Pr. Ammoniaque liquide........ 6 gram.
    Sel marin................. 6 gram.
    Alcool camphré............ 1 gram.
    Eau commune.............100 gram.

DÉCOCTION CALMANTE.

Pr. Feuilles de Mauve......... 30 gram.
    Tête de Pavots............ 15 gram.

Faites bouillir dans eau q. s. pour obtenir un litre de décoction.

Pour préparer les décoctions avec les feuilles de *Belladone*, *Jusquiame*, *Stramonium*, *Ciguë*, etc., on emploie 30 grammes de feuilles et eau q. s. pour obtenir 1 litre de décoction.

DÉCOCTION ASTRINGENTE.

Pr. Tan....................100 gram.

Faites bouillir dans eau q. s. pour obtenir 1 litre ; passez.

INFUSION AROMATIQUE.

Pr. Espèces aromatiques (1).... 30 gram.

Faites infuser dans eau bouil-

---

(1)   ESPÈCES AROMATIQUES.

Absinthe. . . . . ⎫
Sauge. . . . . ⎬ aa. parties égales.
Romarin. . . . . ⎪
Hysope. . . . . ⎭

lante.......................... 1 litre.

Passez avec expression.

LOTION ALCALINE.

Pr. Sous-Carbonate de Soude.. 50 gram.
    Eau.....................1000 gram.

Dissolvez.

LOTION ANTI-SEPTIQUE.

Pr. Infusion aromatique........ 1 litre.
    Eau-de-vie camphrée...... 30 gram.

LOTIONS SULFUREUSES (DE BARLOW).

Pr. Sulfure de Potasse........ 8 gram.
    Savon..................... 10 gram.
    Alcool à 33°............. 8 gram.

Triturez le tout ensemble dans un mortier de porcelaine, et ajoutez :

Eau de chaux...........220 gram.

LINIMENTS.

LINIMENT CALMANT.

Pr. Baume tranquille.......... 30 gram.
    Laudanum de Rousseau..... 1 gram.

LINIMENT VOLATIL CAMPHRÉ.

Pr. Huile camphrée du Codex.. 60 gram.
    Ammoniaque liquide....... 8 gram.

LINIMENT TÉRÉBENTHINÉ.

Pr. Huile de Camomille..
    Essence de Térében- } aa. 30 gram.
    thine...........

LINIMENT CALCAIRE.

Pr. Eau de Chaux............ 50 gram.
    Huile d'Olive. .... 25 gram.

POUDRES.

POUDRE DE CAMPHRE ET D'AMIDON.

Pr. Camphre................ 3 gram.
    Amidon................ 18 gram.

Mêlez. — Contre les affections pruri-
gineuses.

POUDRE DENTIFRICE ASTRINGENTE.

Pr. Poudre de Ratanhia..
    —   de Charbon vé- }
    gétal............... } aa. 5 gram.
    Crême de Tartre.....

POUDRE HÉMOSTATIQUE.

Pr. Alun pulvérisé....... }
    Ratanhia pulvérisée.. } aa. 5 gram.

Mêlez.

EMPLATRES.

DIMENSIONS DES EMPLATRES.

Emplâtre n° 1 .... 5 centimètres sur 6.
— n° 2 .... 9 — 11.
— n° 3 .... 11 — 13.
— n° 4 .... 18 — 22.

EMPLATRE DE POIX DE BOURGOGNE.

Pr. Poix blanche................ q. s.

F. S. A.

EMPLATRE RUBÉFIANT.

Pr. Poix blanche.............. 5 parties
Emplâtre Vésicatoire....... 1

Mêlez.

EMPLATRE VÉSICATOIRE.

FORMULE DE L'HÔTEL-DIEU.

Pr. Cire jaune............ ⎫ aa. 60 gram.
Poix de Bourgogne.... ⎭
Térébenthine.............. 15 gram.
Huile d'Olive. .... 45 gram.
Cantharides pulvérisées..... 90 gram.

Cet emplâtre s'étend en couches minces sur du sparadrap, et ne doit point être saupoudré avec les cantharides.

EMPLATRE STIBIÉ.

Saupoudrez l'emplâtre de poix de Bourgogne
de la grandeur n° 1 avec tartre stibié. 25 cent.

	n° 2	—	50 cent.
—	n° 3	—	75 cent.
—	n° 4	—	1 g. 50 cent.

CÉRATS ET POMMADES.

CÉRAT DE SATURNE.

Pr.   Sous-acétate de plomb liquide. 3 gram.
Cérat simple............. 30 gram.

CÉRAT A LA CÉRUSE.

Pr.   Céruse................... 5 gram.
Cérat simple............. 25 gram.

POMMADE SATURNINE OPIACÉE.

Pr.   Céruse................... 3 gram.
Extrait thébaïque......... 50 cent.
Axonge................... 15 gram.

POMMADE AU PRÉCIPITÉ BLANC.

Pr.   Précipité blanc........... 2 gram.
Axonge................... 15 gram.

CÉRAT OPIACÉ.

Pr.   Extrait thébaïque......... 25 cent.
Cérat simple............. 15 gram.

POMMADE BELLADONÉE N° 1.

Pr.   Extrait de Belladone........ 2 gram.
Axonge .... 15 gram.

POMMADE BELLADONÉE N° 2.

Pr.   Extrait de Belladone........   5 gram.
      Axonge....................   15 gram.

POMMADE DE BELLADONE OPIACÉE.

Pr.   Extrait de Belladone.......   5 gram.
      —   d'Opium..........   1 gram.
      Axonge....................   10 gram.

POMMADE MERCURIELLE BELLADONÉE.

Pr.   Extrait de Belladone... ⎱
      Onguent mercuriel.... ⎰ aa. 10 gram.
      Huile d'Olive. ....   q. s.

POMMADE CAMPHRÉE.

Pr.   Camphre.................   5 gram.
      Axonge ....   30 gram.

Faites fondre sur un feu doux, et
passez.

POMMADE FONDANTE.

Pr.   Extrait de Ciguë. ......⎱
      Sous-Carbonate de Potasse.⎰ aa. 2 gram.
      Axonge ....   15 gram.

POMMADE DE DATURA-STRAMONIUM.

Pr.   Extr de Datura-Stramonium⎱
      Axonge.. ....⎰ aa. 10 gram

POMMADE RÉSOLUTIVE.

Pr.   Sel Ammoniac pulvérisé....   5 gram.
      Onguent Mercuriel.........   30 gram.

POMMADE D'IODURE DE POTASSIUM.

Pr.   Iodure de Potassium.......   2 gram.
      Axonge....................   15 gram.

POMMADE D'IODE ET D'IODURE DE POTASSSIUM.

Pr. Iode.................... 50 centi.
Iodure de Potassium....... 2 gram.
Axonge. .... 15 gram.

POMMADE D'IODURE DE PLOMB.

Pr. Iodure de Plomb........... 1 gram.
Axonge. .... 15 gram.

POMMADE STIBIÉE.

Pr. Tartre stibié.............. 5 gram.
Axonge. .... 10 gram.

POMMADE OU ONGUENT ÉPISPASTIQUE.

Pr. Cantharides grossièrement
pulvérisées............. 64 gram.
Onguent populeum.........875 gram.
Cire jaune............... 25 gram.

Faites infuser pendant 24 heures ;
passez et colorez.

POMMADE SOUFRÉE.

Pr. Soufre sublimé et lavé...... 10 gram.
Axonge. .... 30 gram.

POMMADE D'HELMÉRIC.

Pr. Fleurs de soufre........... 20 gram.
Sous-Carbonate de Potasse. 10 gram.
Axonge. .... 80 gram.

POMMADE AU SULFURE DE CHAUX.

Pr. Sulfure de chaux......... 60 gram.
Huile...................... q. s.

Pour faire une pommade liquide.

POMMADE A L'IODURE DE SOUFRE.

Pr. Iodure de soufre........... 1 gram.
Axonge. .... 15 gram.

POMMADE ALCALINE.

Pr. Sous-Carbonate de Potasse... 10 gram.
Axonge. .... 30 gram.

POMMADE ALCALINE CAMPHRÉE.

Pr. Pommade camphrée......... 30 gram.
Sous-Carbonate de Potasse. 10 gram.

POMMADE AU GOUDRON.

Pr. Goudron................... 10 gram.
Axonge. .... 30 gram.

Faites fondre sur un feu doux, et passez.

POMMADE A LA SUIE.

Pr. Suie............... 30 gram. ⎫
Axonge............. 30 gram. ⎬ aa.
Alcool................ q. s.

Pour rendre la pommade onctueuse.

POMMADE DE PROTO-IODURE DE MERCURE
(BIETT).

Pr.   Proto-iodure de Mercure.... 50 centi.
       Axonge. .... 15 gram.

POMMADE DE DEUTO-IODURE DE MERCURE
(BIETT).

Pr.   Deuto-iodure de Mercure... 30 centi.
       Axonge. .... 15 gram.

POMMADE CONTRE LE PITHYRIASIS DU CUIR CHEVELU.

Pr.   Précipité rouge............ 5 gram.
       Axonge. .... 15 gram.

POMMADE AU TURBITH NITREUX (MIALHE).

Pr.   Turbith nitreux. .... 1 gram.
       Extrait d'Opium........... 50 centi.
       Axonge. .... 20 gram.

Contre l'Eczêma du cuir chevelu.

POMMADE AU CYANURE DE MERCURE.

Pr.   Cyanure de Mercure........ 25 centi.
       Axonge. .... 15 gram.

POMMADE DES FRÈRES MAHON.

Pr.   Chaux éteinte............. 4 gram.
       Carbonate de Soude....... 6 gram.
       Axonge. .... 30 gram.

POUDRE ÉPILATOIRE DES FRÈRES MAHON.

Pr.   Chaux vive................ 60 gram.
       Charbon pulvérisé......... 4 gram.

Pommades Antiophthalmiques[1].

POMMADE AU SULFATE DE ZINC.

Pr.   Sulfate de zinc............ 25 centi.
     Axonge. .... 10 gram.

POMMADE A L'ACÉTATE DE PLOMB.

Pr.   Acétate de plomb cristallisé. 25 centi.
     Axonge. .... 5 gram.

POMMADE AU NITRATE D'ARGENT.

Pr.   Nitrate d'argent cristallisé.. 5 centi.
     Cérat simple............... 5 gram.

POMMADE AU PRÉCIPITÉ ROUGE.

Pr.   Précipité rouge............ 5 centi.
     Axonge.................. 5 gram.

BAINS [2].

BAIN SALÉ.

Pr.   Sel marin................ 2 kilog.

Faites dissoudre et mêlez au bain.

---

[1] Pour les pommades antiophthalmiques, il faut dissoudre les substances solubles avant de les incorporer à l'axonge, et porphyriser avec soin les substances insolubles.

[2] Les malades secourus par le Bureau de Bienfaisance peuvent aller prendre, à l'Hôtel-Dieu, les bains et les douches dont les formules se trouvent ici. Ce sont celles du Formulaire de l'Hôtel-Dieu.

BAIN SAVONNEUX.

Pr. Savon noir...............500 gram.
   Dissolvez dans l'eau du bain.

BAIN ALCALIN N° 1.

Pr. Sous-Carbonate de Potasse.250 gram.
   Dissolvez dans l'eau du bain.

BAIN ALCALIN N° 2.

Pr. Sous-Carbonate de Soude...500 gram.
   Dissolvez dans l'eau du bain.

BAIN D'AMIDON.

Pr. Amidon...................500 gram.
   Faites dissoudre dans eau
      bouillante............ 10 litres.
   Ajoutez au bain.

BAIN MERCURIEL N° 1.

Pr. Bi-Chlorure de Mercure...⎞
   Chlorhydrate d'ammoniaque⎠ aa 15 gr.
   Faites dissoudre dans eau..   q. s.
   Mêlez à l'eau du bain.

BAIN SULFUREUX (BAIN DE BARÈGES).

Pr. Sulfure liquide de Potasse et
      de Chaux (1)...........500 gram.
   Mêlez à l'eau du bain.

---

(1) SULFURE LIQUIDE DE POTASSE ET DE CHAUX.

Pr. Chaux...................1500 gram.
   Potasse.................. 500 gram.
   Soufre sublimé........... 2 kilogr.
   Eau..................... 25 kilogr.
   Faites bouillir et concentrez jusqu'à 18° du pèse-sels,

Bain de vapeur d'eau.

DOUCHES.

DOUCHE SULFUREUSE OU DE BARÉGES.

Dirigez avec un appareil convenable l'eau d'un bain de Baréges.

DOUCHE D'EAU SALÉE.

Administrez *ut supra* l'eau d'un bain salé.

CHAPITRE TROISIÈME.

LISTE

DES SUBSTANCES SIMPLES

ET DES PRÉPARATIONS OFFICINALES,

que possèdent les Dispensaires du Bureau de Bienfaisance. (¹)

Absinthe (feuilles).
— (extrait).
Acétate d'ammon^que.
— de plomb neutre.
— de plomb liquide (sous-acétate).
— de potasse.
Acide arsénieux (poudre).
Solution arsénicale du Formulaire. (²)
Acide chlorhydrique.
— nitrique.
— sulfurique.
— tartrique.

Aconit (extrait).
— (teinture).
Aloès.
Alun.
Amidon.
Ammoniaque liquide.
Anis vert.
Arnica (fleurs).
Arséniate de soude.
Solution d'arséniate de soude du Formulaire. (³)
Assa-fœtida.
— teinture.
Aunée.

(¹) Toutes les préparations mentionnées dans cette liste sont celles du Codex.
(²) Voyez cette solution page 26.
(³) Voyez cette solution page 26.

Baume de Copahu.
— de Fioraventi.
— Opodeldoch.
— Tranquille.
Belladone (feuilles).
— (racine).
— (extrait).
Bi-Carbonate de Soude
Borate de soude.
Boule de Mars.
Bourrache.
Cachou.
Calomel.
Camomille (fleurs).
Camphre.
Canne de Provence.
Cannelle.
Cantharides (poudre).
— teinture.
Carbonate de fer.
— de magnésie.
— de plomb.
— de potasse.
Caustique de Vienne.
Centaurée (petite).
Cérat simple.
Charbon végétal (en poudre).
Chiendent.
Chlorhydrate d'ammoniaque.
— de morphine.
Chlorure de chaux sec.
— liquide.
Chlorure de mercure (proto).

Chloruré (deuto).
— de Sodium.
Ciguë (feuilles).
— (extrait).
Cochléaria (alcoolat).
Colchique (teinture).
Colombo.
Coquelicot.
Corne de cerf calcinée.
Coton cardé.
Crême de tartre.
Cynoglosse (pilules de).
Datura - stramonium (feuilles).
— (extrait).
Décoction blanche de Sydenham.
Dextrine.
Diascordium.
Digitale (feuilles).
— (extrait).
— (teinture).
Douce-amère (tiges).
Eau d'Alibour.
Eau blanche.
Eau de chaux.
Eau distillée simple.
— de fleurs d'oranger.
— de laurier-cerise.
— de menthe.
Eau de Seltz.
Eau-de-vie allemande
Eau-de-vie camphrée.
Eau de Rabel.

Emplâtre de ciguë.

— de vigo.

Essence de térében-
thine.

Ether sulfurique.

Fer (limaille pulvé-
risée).

Fleurs pectorales.

Fougère mâle.

Fumeterre.

Gayac (râpure).

— (extrait).

Gomme-gutte.

Goudron.

Grenadier (écorce de
la racine).

Guimauve (feuilles et
fleurs).

— (racine).

Houblon.

Houx (feuilles).

Huile de camomille.

Huile camphrée.

Huile de Croton Ti-
glium.

— de foie de morue.

— de jusquiame.

— d'olives.

— de palme.

— de ricin.

Iode.

— teinture.

Iodure de mercure
(proto).

— (deuto).

Iodure de plomb.

Iodure de potassium.

Ipécacnanha.

Jalap.

Jusquiame (feuilles).

— (extrait).

Kermès minéral.

Laudanum de Rous-
seau.

— de Sydenham.

Lin (farine de).

Liqueur de Fowler.

— de Labarraque.

— de Van-Swieten.

Magnésie calcinée.

Manne en sorte.

Mauve (feuilles et
fleurs).

Menthe poivrée.

Mercure.

Miel.

Miel de mercuriale.

Miel rosat.

Mousse de Corse.

Mousse perlée (fucus
crispus).

Moutarde (farine de).

Nitrate acide de Mer-
cure.

Nitrate d'argent cris-
tallisé.

Nitrate de Bismuth
(sous-nitrate).

Nitrate de potasse.

Noix vomique (extr).

— (teinture).

Noyer (feuilles).

Noyer(ext de feuilles).
Onguent épispastiq(¹)
Onguent de la Mère.
— populeum.
— rosat.
— de Styrax.
Opium brut.
— (extrait).
Orge commune.
Ortie blanche.
Oxyde blanc d'anti-
moine.
— rouge de Mercure.
— de zinc.
Oxymel scillitique.
Pastilles (voyez ta-
blettes).
Pavot (capsules).
Pilules d'Anderson ou
écossaises.
— de cynoglosses.
— de Meglin.
— de Vallet.
Poudre de Dower.
— de Vienne (caus-
tique).
Précipité (blanc).
— (rouge).
Pruneaux purgatifs.
Quassia amara.
Quinine brute.
Quinquina jaune (pou-
dre).

Quinquina (extrait).
Ratanhia (racine et
poudre).
— (extrait).
Réglisse (racine).
— (suc).
Rhubarbe.
Riz.
Rue.
— essence.
Sabine.
— essence.
Saponaire (feuilles).
Sassafras.
Sauge.
Savon médicinal.
Scille (poudre).
— (teinture).
Seigle ergoté.
Semen-contra (pou-
dre).
Séné (feuilles).
Simarouba.
Sirop anti scorbutiq.
— de chicorée(com-
posé).
— de coings.
— diacode (de pa-
vots).
— de digitale.
— d'écorces d'oran-
ges.
— de fleurs d'oranger

(¹) Voyez page 48.

Sirop de gentiane.
— d'ipécacuanha.
— de morphine.
— d'opium.
— des cinq racines apéritives.
— tartrique.
— de Tolu.
Solution de Weik.ard ([1])
Soufre.
Sparadrap agglut.tif
— de Vigo.
Staphysaigre.
Suie.
Sulfate de cuivre.
— de fer.
— de morphine.
Sulfate de potasse.
— de quinine.
— de soude.
— de strychnine.
— de zinc.
Sulfure de chaux.
Sulfure noir de mercure.
Sureau (fleurs.
Tablettes de calomel.
— d'ipécacuanha.

Tablettes de Kermès.
— de Vichy.
— vermifuges (de calomel).
Taffetas d'Angleterre.
Tan.
Tannin.
Tartrate de potasse et de fer.
Tartre stibié.
Teinture d'aconit.
— de belladone.
Teinture de cantharides.
— de castorum.
— de digitale.
— d'iode.
— de strychnine.
Térébenthine.
Thériaque.
Tilleul.
Trochisques de minium
Valériane (racine).
— (extrait).
— (teinture).
Vésicatoires ([2])
Vin aromatique.

FIN DU FORMULAIRE.

([1]) Voyez cette solution page 20
([2]) Voyez leur composition page 45

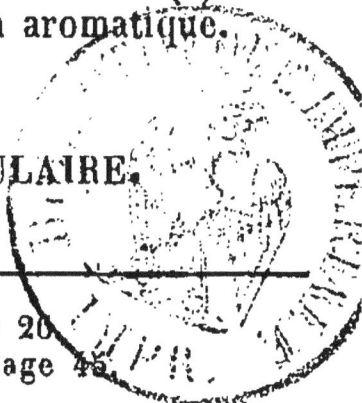

TABLE ALPHABÉTIQUE

DES MATIÈRES.

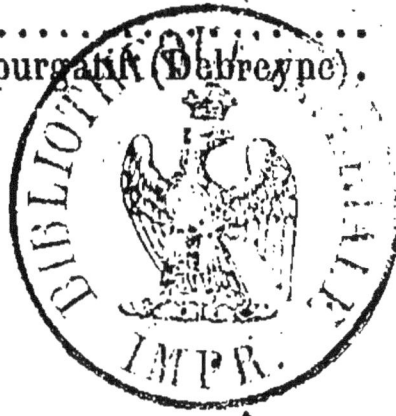

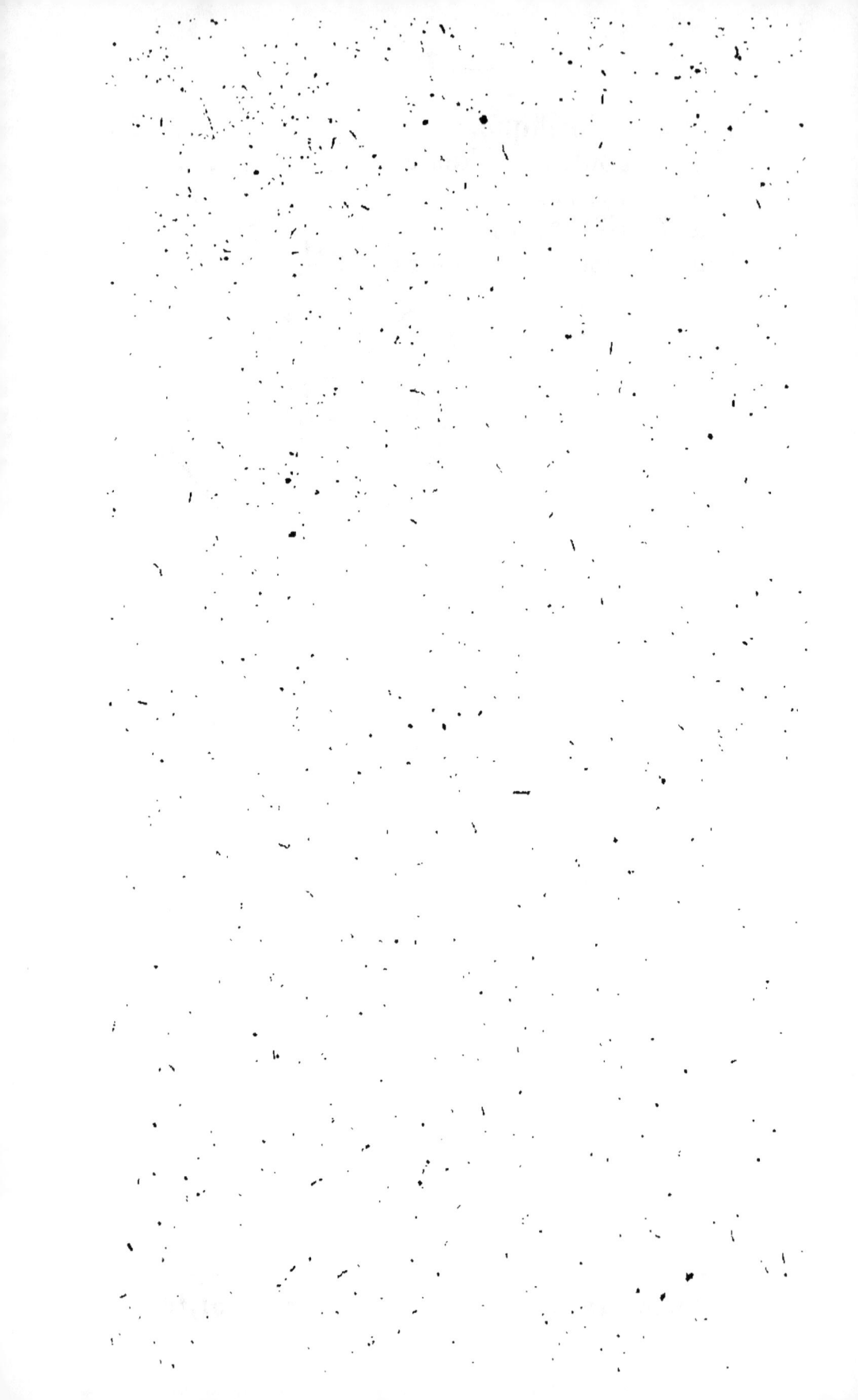

www.ingramcontent.com/pod-product-compliance
Lightning Source LLC
Chambersburg PA
CBHW071251200326
41521CB00009B/1723